ESSAI

SUR LA

GASTRO-ENTÉRALGIE ANÉMIQUE

DES PAYS CHAUDS

PAR

H. JEANNE

Docteur en médecine de la Faculté de Paris,
Médecin de la marine.

PARIS

LIBRAIRIE LAISSEY

4, RUE DE LA SORBONNE, 4.

1883

ESSAI

SUR LA

GASTRO-ENTÉRALGIE ANÉMIQUE

DES PAYS CHAUDS

PAR

H. JEANNE

Docteur en médecine de la Faculté de Paris,
Médecin de la marine.

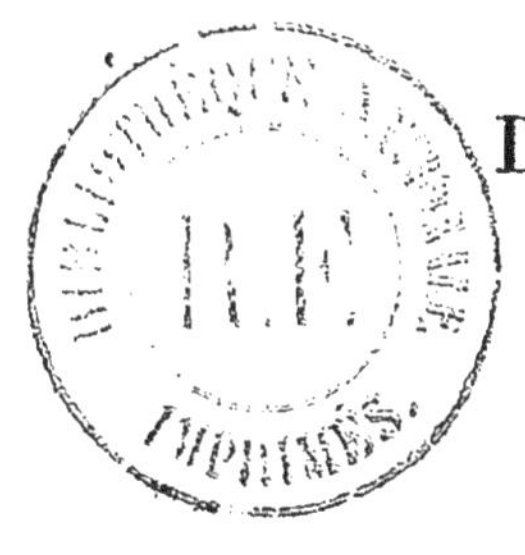

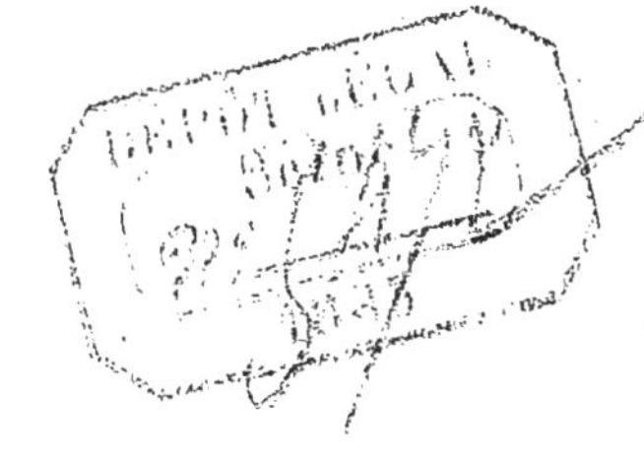

PARIS

LIBRAIRIE LAISSEY

4, RUE DE LA SORBONNE, 4.

1883

ESSAI

SUR LA

GASTRO - ENTÉRALGIE ANÉMIQUE

DES PAYS CHAUDS

AVANT-PROPOS.

Il existe dans les pays chauds une forme de névralgie gastro-intestinale observée de tout temps par les médecins de la marine, décrite sous des noms divers, et sur laquelle nous avons résolu d'appeler de nouveau l'attention dans ce travail, parce qu'il règne encore une grande incertitude sur sa nature, ses causes et son traitement.

L'étude de cette maladie nous conduira fatalement à soulever une fois de plus la question litigieuse de la *colique sèche des contrées équatoriales*, mais nous ne toucherons à ce point délicat que dans nos conclusions.

Il nous faut d'abord, à l'aide des nombreuses observations recueillies et publiées, tracer exactement la physionomie de l'affection. Nous rechercherons ensuite quels signes permettent de la distinguer au milieu de celles dont l'aspect n'est pas sans analogie avec le sien. Enfin, mis en possession de faits cliniques bien réels, nous demanderons à ceux-ci de nous indiquer la nature et les causes de la maladie, et nous en déduirons les indications du traitement.

La marche que nous adoptons aura l'avantage de relier intimement les conclusions aux données cliniques qui leur servent de base et qui ne doivent pas être perdues de vue si l'on veut éviter les hypothèses risquées. Les difficultés du sujet, notre insuffisance personnelle, le dédale des opinions formulées sur les points en discussion nous font un devoir de rester ainsi rigoureusement dans le domaine de l'observation.

Nous avons analysé, dans le cours de notre étude, un grand nombre de travaux dont nous dresserons la liste : l'œuvre bibliographique des médecins de la marine a été surtout mise à contribution.

Qu'il nous soit permis de remercier ici tous ceux de nos maîtres et de nos collègues dont les ouvrages, les notes, les observations et les précieux conseils nous ont fourni un appoint si utile.

DESCRIPTION DE LA MALADIE.

La gastro-entéralgie grave des pays chauds s'attaque aux organismes débilités par la chlorose tropicale ou l'anémie paludéenne. C'est parmi les matelots et les troupes de la marine qu'elle choisit la plupart de ses victimes. Exposés par leur genre de vie aux fatigues et aux influences fâcheuses du climat, ces hommes sont de plus prédisposés aux troubles gastriques par une alimentation trop réglementée pour n'être pas d'une fâcheuse uniformité.

Quoi qu'il en soit, les symptômes de l'anémie se constatent toujours chez les sujets qui sont atteints : cet état pathologique précède et accompagne les manifestations de la viscéralgie.

A l'exemple des névralgies du tube digestif observées sous tous les climats, la maladie est constituée par des crises douloureuses, par de véritables accès dont la durée varie beaucoup, et qui se succèdent à intervalles également très divers. Mais il importe de faire remarquer dès maintenant que la réelle durée de chaque crise ne se mesure pas à l'aide du symptôme douleur, mais se trouve marquée par le commencement et la fin de la constipation. Ainsi envisagée, elle varie en longueur de 4 à 15 jours environ.

Quels en sont les symptômes ?

L'apparition des phénomènes qui révèlent l'accès est quelquefois brusque, le plus souvent progressive.

Dans le premier cas, le malade est surpris par une violente colique, à la suite, dit-il, d'un excès, d'une fatigue, d'un refroidissement ou de toute autre circonstance analogue : des vomissements surviennent presque aussitôt ; le premier médecin appelé enregistre une constipation datant de plus ou moins loin.

Dans le second cas, l'accès est précédé à distance variable par un malaise général, par de la dyspepsie et surtout par une pesanteur de l'abdomen accompagnée de tiraillements épigastriques. Quand ce dernier phénomène est devenu une intolérable souffrance qui coïncide avec les vomissements et la constipation, la crise est ouverte.

Quel qu'ait été le mode de début, l'accès durera désormais jusqu'à ce que la constipation soit vaincue. Les vomissements cesseront en général au bout de 48 heures : les caractères de la douleur, son siège et sa marche pourront se modifier ; elle aura peut-être des rémittences marquées et même des intermittences, mais elle ne disparaîtra définitivement qu'après l'expulsion des matières arrêtées dans l'intestin, et alors la crise sera terminée. — Telle est la physionomie d'un accès de gastro-entéralgie grave.

Revenons maintenant sur l'examen de chacun

des symptômes pour en déterminer les traits particuliers.

1° *Douleur*. — Remarquable par son acuité, la
douleur est accompagnée de sensations diverses
dans l'abdomen, surtout de tortillements et de plénitude. Elle arrache des cris au patient, qui se roule
sur son lit, en proie à une anxiété extrême. Le
faciès devient pâle et crispé, la voix s'affaiblit; on
dirait parfois qu'une syncope est imminente.

Cette douleur est tantôt intermittente, tantôt ré-
mittente. C'est ainsi que l'on peut voir une personne ressentir dans le cours d'une journée trente
ou quarante paroxysmes douloureux très violents
et séparés par des rémissions où la souffrance est
encore notable, tandis qu'une autre présentera seulement dans le même temps trois ou quatre crises
plus longues dans l'intervalle desquelles le sommeil
sera possible. On a même vu des cas où le retour
de ces accès avait un tel cachet de périodicité, que
l'esprit de l'observateur ne pouvait guère se dé-
fendre de soupçonner là le génie du paludisme. —
Quant à la douleur continue que les malades ac-
cusent quelquefois en la disant toujours égale,
nous croyons, après observation attentive, qu'elle
implique seulement l'idée d'une rapide succession
des paroxysmes et des rémissions. Le paroxysme
se lit tantôt dans une grimace du patient, tantôt
dans un cri, tantôt dans des irradiations de la douleur suivant telle ou telle branche nerveuse. La ré-

mission se traduit par une détente des traits, une profonde inspiration, quelquefois par un état semi-syncopal qui atteste un épuisement nerveux momentané. Mais la douleur n'est jamais d'une violence constante.

Quelle localisation précise peut-on lui attribuer

Elle n'a pas son point de départ dans les parois de l'abdomen, car elle ne ressemble pas à celle du rhumatisme des muscles abdominaux. Les contractions musculaires, les changements d'attitude ne modifient pas ses caractères : faradisez la région, et le malade vous dira que vous ajoutez une douleur superficielle à une douleur profonde qui reste la même.

Peut-on soupçonner une névralgie iléo-lombaire ? Non, car la pression du doigt à l'hypogastre, aux trous de conjugaison, aux flancs, ne dénote pas les points classiques de cette affection. Par les irradiations accidentelles qu'il éprouve dans les branches nerveuses de ce territoire, le malade est d'ailleurs parfaitement averti que la douleur initiale part d'un autre point.

L'hépatalgie et l'hypertrophie de la rate s'observent parfois en même temps que la gastro-entéralgie. La première a des points douloureux qui lui sont spéciaux et permettent de faire la part qui lui revient dans l'élément douleur : la seconde se trahit et par l'augmentation de volume et par une pesanteur qui se distingue nettement de l'atroce souffrance due à la névralgie gastro-intestinale.

Ainsi, la douleur que nous étudions a son siège dans le tube digestif sous-diaphragmatique. Quelques caractères varient suivant qu'elle occupe une partie ou la totalité de celui-ci. Si, comme cela arrive généralement au début d'un accès, la névralgie frappe à la fois l'estomac et l'intestin, la douleur est épigastrique et péri-ombilicale. Mais, chose remarquable, la pression, faite largement au niveau et au-dessous de l'ombilic, ne la modifie pas, tandis qu'elle l'exagère beaucoup si on la pratique sur l'épigastre. De même, ce véritable point épigastrique, plus douloureux que l'autre, et douloureux jusqu'à rendre imminente la défaillance, diminue ou disparaît en même temps que le vomissement, c'est-à-dire qu'il est un symptôme des deux ou trois premiers jours seulement.

La douleur péri-ombilicale est moins violente, provoque moins d'anxiété, s'abaisse quelquefois vers la fin de l'accès, peut même se transporter sur le trajet des côlons, comme l'a noté une fois M. Bérenger-Féraud, mais ne disparaît définitivement qu'avec la constipation. C'est elle aussi qui s'accompagne d'une sensation pénible de tortillement. Nous croyons, d'après ces signes différentiels, devoir rattacher le point épigastrique à la névralgie de l'estomac, et la douleur péri-ombilicale à celle de l'intestin.

Un mot sur les irradiations paroxystiques complètera ce que nous avons à dire du symptôme douleur. Pendant les premiers jours, alors que l'hyperesthésie de l'estomac accompagne celle de l'intestin, il se produit, dans les plus violentes crises, des douleurs angoissantes qui ont pour siège le thorax et le bras gauche, et simulent un peu les phénomènes de l'angine de poitrine : en même temps, on en observe aussi dans les territoires innervés par les plexus lombaire et sacré. Mais, bientôt, ces dernières seules persistent avec des maxima aux organes génitaux et aux articulations. Ce ne sont ni des myalgies ni des arthralgies; elles sont inséparables des branches nerveuses importantes. Assez fugaces, mobiles, sans conséquences sérieuses, ces douleurs qui font défaut dans les cas légers ne nous paraissent pas mériter d'autre nom que celui d'irradiations. On les a ainsi notées, du reste, depuis longtemps, dans toutes les viscéralgies du tube digestif.

2° *Constipation.* — La constipation est certainement, aux yeux du médecin et souvent même à ceux du malade trop expérimenté, le symptôme capital de la maladie que nous étudions. On ne saurait trop insister sur la corrélation qui existe entre elle et la douleur, car c'est le plus important de ses caractères. L'accès de colique débute-t-il ; la constipation préexistait. Une évacuation sérieuse, quoique incomplète, est-elle obtenue; la douleur est diminuée. La constipation est-elle vaincue définitivement; l'accès est terminé. L'accord si parfait des observateurs sur ce point nous autorise à ténir ce langage absolu. Le patient lui-même pro-fite si bien de la leçon, qu'il se sent menacé de la rechute et réclame l'intervention de l'art jusqu'à ce que les garde-robes se soient régularisées : naguère il ne prenait pas garde à cette constipation si habituelle chez les anémiés des pays chauds, et désormais il sait que c'est son plus redoutable ennemi.

Cette constipation, qui marque la durée de l'accès, est d'une étonnante opiniâtreté : elle peut résister 10 ou 12 jours à tout l'arsenal des purgatifs, et en fin de compte ce n'est pas à lui qu'elle paraît céder.

Pendant son cours, l'abdomen n'offre pas un changement de volume notable. Si quelques observateurs l'ont vu *un peu* développé ou *un peu* rétracté, la plupart le disent normal. Le météorisme, les borborygmes, le ténesme, la formation de tumeurs stercorales, une expulsion anormale de gaz intestinaux, voilà autant de phénomènes habituels de la constipation qui n'ont pas été constatés.

L'aspect des selles consécutives est assez variable. Cependant on a noté, toutes les fois qu'on s'était abstenu de la médication évacuante, des matières plus ou moins abondantes, dures, sèches, ovillées, brunes ou grisâtres. Une observation, que nous tenons de notre collègue le D^r d'Hubert, mentionné des selles décolorées et assez semblables à celles de la lithiase biliaire. Mais si nous remarquons que, dans ce cas, la guérison définitive fut marquée par la régularisation de garde-robes très bilieuses, nous

serons portés à soupçonner une hépatalgie concomitante. On n'a jamais signalé cette coloration
noire des fèces qui se rencontre dans certaines coliques saturnines.

3° *Vomissement.* — Par ordre chronologique, le
symptôme vomissement vient en dernier lieu, il
peut faire défaut dans les cas où l'entéralgie masque la gastralgie. C'est un phénomième du début
de l'accès et il persiste rarement plus de 48 heures.
Composés d'abord de matières alimentaires, les vomissements deviennent ensuite bilieux et ne contiennent plus vers la fin que des glaires incolores :
ils sont incoercibles.

Après leur disparition, le malade refuse encore
tous les aliments, non par dégoût, mais par crainte
de réveiller l'hyperesthésie gastrique engourdie.
C'est seulement au bout de plusieurs jours qu'il
s'élève au-dessus de cette crainte. Alors la médication, très difficile d'abord, peut utiliser comme voie
d'introduction la surface gastro-intestinale, et c'est
à ce moment que l'administration des purgatifs
doit être commencée.

La douleur, la constipation et le vomissement
constituent toute la symptomatologie d'un accès.
Douleur péri-ombilicale et constipation, voilà les
signes de l'entéralgie ; douleur épigastrique et vomissements, voilà le syndrome gastralgique.

Accidentellement on a signalé de la dyspnée : nous
avons observé nous-mêmes deux sujets qui se plai-

gnaient d'oppression. Mais en voyant chez eux la respiration s'effectuer d'une façon normale, en constatant d'autre part qu'une distension de l'estomac ne pouvait provoquer des troubles respiratoires puisque cette distension n'existait pas, et qu'enfin nous observions les points douloureux de la névralgie cardiaque, nous n'hésitons pas à admettre qu'il y avait là anxiété, mais non suffocation. C'était une sorte d'angine de poitrine qui se manifestait dans les paroxysmes, probablement par irradiation, à l'époque où le nerf vague traduisait aussi son irritation par la douleur épigastrique et les vomissements.

En dehors de ces faits cliniques, on ne trouve plus rien à signaler pendant l'accès gastro-entéralgique. L'état général reste indifférent à la violente crise des fonctions digestives. Si on a parlé quelquefois d'un léger mouvement fébrile, d'anorexie, de langue saburrale, c'est qu'antérieurement on avait signalé un état catarrhal de l'estomac. L'accès est en réalité apyrétique.

Cette manifestation de la maladie est en elle-même plus bruyante que dangereuse : elle ne pourrait devenir très grave que par la violence de la douleur. Mais ses conséquences sont très fâcheuses. En effet, l'anémie préexistante fait de rapides progrès à la faveur de cette suspension des actes nutritifs, et ses premiers effets sont tels que l'excitabilité pathologique du système nerveux gastro-intestinal s'accroîtra de plus en plus, en même temps que le défaut des sécrétions dans le tube digestif provoquera la constipation à bref délai. C'est dire que tout sera préparé en un instant pour favoriser un nouvel accès destiné lui-même à en appeler un autre. C'est le cercle vicieux ainsi constitué qui donne tant de gravité à la gastro-entéralgie des pays chauds. Elle se hâte de jour en jour vers la terminaison par cachexie, si on ne rompt pas la chaîne des accidents en faisant disparaître l'anémie qui les appelle et les entretient.

DIAGNOSTIC.

Quelles maladies peut-on confondre avec celle que nous venons de décrire ?

Malgré certaines analogies saisissables au premier coup d'œil, les volvulus, la colique rhumatismale, la colique hystérique, les crises gastriques de l'ataxie locomotrice, l'hépatalgie, se reconnaîtront bien vite à des traits particuliers.

Mais il est une affection symptomatique d'une dyscrasie sanguine, qui détermine du côté du tube digestif les mêmes accidents que la gastro-entéralgie anémique, nous voulons parler de la colique saturnine. La similitude est si parfaite que si l'on prend un à un chaque symptôme de la première, on le retrouve dans la seconde avec une physionomie pareille. De là, une certaine difficulté du diagnostic, de là aussi l'erreur des ultra-saturnistes qui n'ad-

mettent pas qu'une telle analogie puisse se concilier
avec la non-identité et rattachent les deux névralgies
dont nous parlons à une intoxication que rien ne
démontre. Mais si on renverse la proposition formu-
lée plus haut, on coustate que la réciproque est
fausse de tout point.

Prenons en effet dans le tableau du saturnisme
chaque trait symptomatique et cherchons le dans
la gastro-entéralgie anémique des pays chauds.
Exception faite de ce qui appartient à la viscéralgie,
nous ne l'y trouverons pas. Ainsi la colique saturnine est accompagnée 46 fois sur 50 cas. (Manou-
vriez, Dictionnaire encyclopédique) du liséré de
Burton ou des plaques ardoisées de Gubler ; il existe
souvent une stomatite avec sensation d'une saveur
sucrée et astringente, la peau prend une teinte icté-
roïde persistante ; presque fatalement on voit
paraître après quelques accès, si ce n'est même dès
le début, un des troubles nerveux suivants : trem-
blement, crampes, contractures, myalgies, arthralgies, hystérie, épilepsie, encéphalopathie avec dé-
lire ou convulsions, chorée, amblyopie, paralysies,
dont quelques-unes spéciales.

De plus, chez les saturnins, on rencontre le
métal toxique dans le sang, dans la sueur, l'urine,
la bile, les fèces. Il n'y a pas de témérité à dire que
toute observation complète de gastro-entéralgie saturnine, signale au moins trois ou quatre des caractères que nous venons d'énumérer et que ceux-ci
ne manquent jamais de constituer un groupe patho-

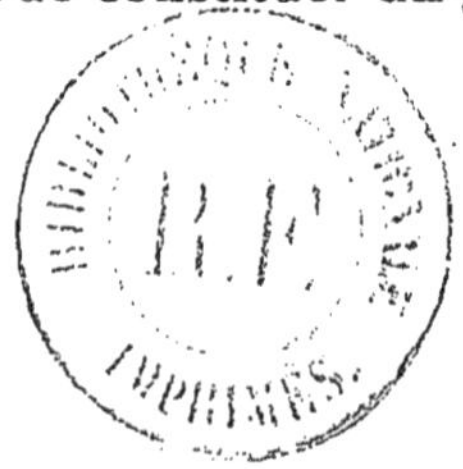

gnomonique qui ne laisse pas de doute sur la cause de la névralgie. L'enquête étiologique et les résultats du traitement ne font plus que confirmer un diagnostic bien arrêté.

Dans la névralgie anémique, les médecins de la marine instruits par A. Lefèvre ont cherché les signes de saturnisme par les moyens les plus délicats : ils n'ont rien trouvé. Aussi n'hésitent-ils plus à admettre qu'il peut très bien exister dans les pays chauds une névralgie du tube digestif absolument semblable dans sa forme à la colique saturnine, mais ne dépendant point d'une intoxication par le plomb, puisque ce métal n'y trahit jamais son influence étiologique. Celte viscéralgie est celle que nous étudions. Le diagnostic entre elle et la colique métallique est rationnellement basé sur ce fait, qu'elle n'offre pas en dehors du tube digestif les symptômes du saturnisme, et que l'étiologie et le traitement prouvent la non-identité des deux affections.

Il nous reste à dire en quoi la gastro-entéralgie tropicale diffère de celle que l'on observe dans nos climats. C'est d'abord par la longue durée et la violence des accès, et ensuite par leurs récidives à bref délai, qui conduisent rapidement à la cachexie.

Mais nous ne croyons pas que ces traits distinctifs soient de nature à la faire considérer comme une entité spéciale : ils attestent seulement l'énergie et la persistance anormales d'une cause qui reste toujours lamême, et doit être combattue par des mesures plus radicales.

Existe-t-il enfin une différence clinique entre cette viscéralgie grave et la maladie que l'on décrit aujourd'hui en pathologie exotique sous le nom de *colique sèche*? Nous n'en voyons aucune. Dans le deux cas, la maladie est identique, causes, symptômes, marche, traitement, sont absolument les mêmes ; seule la dénomination varie, laissant place peut-être à une querelle de mots, mais impuissante à créer le désaccord sur les faits.

NATURE. — PATHOGÉNIE.

L'idée de rattacher la maladie qui nous occupe à l'anémie tropicale ne nous appartient pas; M. J. Rochard, l'éminent inspecteur du service de santé de la marine, l'avait développée en 1856. Les travaux d'Ad. Lefèvre mirent bien hors de doute que l'affection avait été souvent confondue avec la colique saturnine, et que par conséquent la valeur de la théorie étiologique basée sur ce fait était notablement infirmée. Mais depuis que l'on est arrivé, grâce à de nouveaux procédés d'investigation, à distinguer la névralgie toxique de celle qui ne l'est pas, on s'est aperçu que l'ancienne opinion renaissait et s'imposait, parce que désormais elle était débarrassée de sa part d'erreur.

Aujourd'hui, la plupart de nos maîtres en pathologie exotique et de ceux qui pratiquent journellement la médecine dans les pays chauds, reconnaissent hautement l'exactitude des assertions de Lefèvre, mais déclarent qu'il existe dans les contrées équatoriales une gastro-entéralgie non saturnine; liée à l'influence du climat et à l'anémie qu'elle produit. M. Bérenger-Féraud l'a constaté aux Antilles, M. Borius au Sénégal, M. Bestion au Gabon, M. Chassaniol à Tahiti. Tous ceux de nos collègues qui ont eu occasion de rencontrer la maladie l'attribuent à cette cause parce qu'on la voit agir et parce qu'on n'en trouverait pas d'autres à invoquer si elle était insuffisante.

Quelques-uns cependant ont cru qu'il s'agissait là d'une névralgie palustre. Ils l'ont cru parce que le paludisme coexistait souvent, parce que la douleur des accès a parfois des intermittences et des retours périodiques, parce qu'enfin le sulfate de quinine a donné quelques bons résultats. Ce fut l'opinion de M. Fonssagrives, ce fut aussi celle de M. Bérenger-Féraud avant qu'il eût observé l'affection chez des sujets non impaludés. Mais elle a toujours été rejetée par ceux qui pratiquaient dans les colonies Océaniennes, où le miasme de la fièvre intermittente ne se montre jamais. Nous dirons cependant quelle part il convient de faire à l'influence paludéenne dans l'étiologie de l'affection, car elle joue un rôle indirect.

Les faits suivants notés par tous les observateurs, suffisent à notre sens pour entraîner la conviction.

1° Tous les sujets atteints étaient anémiés.

2° Plus le sang s'appauvrit, plus les accès s'aggravent et se multiplient.

3° La maladie se montre en général à la fin de l'hivernage, c'est-à-dire de la saison chaude et débilitante.

4° Elle débute souvent après une maladie aiguë; on l'a vue naître dans une salle d'hôpital, chez des convalescents.

5° Sa fréquence est toujours plus grande dans les pays où plusieurs causes concourent à produire l'anémie. C'est ainsi que la côte d'Afrique, la Guyane, sont plus frappées que nos colonies de l'hémisphère austral, parce que le paludisme s'ajoute au climat pour débiliter leurs habitants européens. C'est ainsi que nous comprenons le rôle étiologique de l'impaludation.

6° Le seul traitement qui puisse amener la guérison définitive est le traitement reconstituant, et le rapatriement, ce spécifique de l'anémie tropicale, est le remède par excellence de la gastro-entéralgie des pays chauds.

Telles sont les données qu'il faut enregistrer dès maintenant; il ne saurait y avoir là une simple question de coïncidences, c'est plutôt la relation de cause à effet. Quels sont en effet les premiers troubles qui résultent de l'anémie tropicale ? Demandons-le à MM. Bouchardat, Bertillon, J. Rochard, Le Roy de Méricourt, Fonssagrives, Bérenger-Féraud, à tous ceux en un mot qui ont écrit sur l'hygiène, l'acclimatement et la pathologie des contrées équatoriales. Il y a unanimité dans les réponses.

Excitabilité exagérée du système nerveux et surtout des nerfs de la vie de nutrition, diminution des sécrétions intestinales, dyspepsie gastralgique, constipation, voilà les premiers phénomènes dus à cet appauvrissement du sang. Or, est-il possible de nier que ces troubles soient précisément ceux de la gastro-entéralgie ? Nous ne le croyons pas. Ainsi se trouve établi par l'accord des observateurs : 1° que l'anémie tropicale peut créer et crée de toutes pièces la viscéralgie grave que nous étudions, 2° qu'elle ne fait jamais défaut chez les sujets atteints par celle-ci.

Et comme nulle autre influence étiologique ne nous apparaît avec cette universalité et cette évidence d'action, nous sommes autorisé à conclure que l'anémie est la vraie cause de la gastro-entéralgie. De plus, celle-ci ne doit pas être considérée comme maladie essentielle, comme entité morbide spéciale : elle tombe au rang d'accident symptomatique d'une chlorose due au climat.

Nous sommes ainsi conduit à admettre que l'anémie n'est pas seulement une cause prédisposante, mais bien la maladie même, et que la névralgie n'en est qu'une manifestation. Notre étude étiologique comporte donc deux parties. Dans la première, nous devrions énumérer les causes de l'anémie tropicale; mais les travaux si complets de nos maîtres nous dispensent de traiter ce sujet, qui nous entraînerait au delà des limites de ce travail, et qui se trouve exposé dans les ouvrages d'hygiène et de pathologie des climats chauds. En revanche, nous devons consacrer à la seconde toute notre attention, car elle a pour objet la recherche des causes qui font éclater l'accès névralgique, et présente de grandes difficultés.

On peut ranger sous deux chefs les influences qui déterminent la crise gastro-entéralgique : les unes agissent à l'intérieur du tube digestif, les autres à la périphérie.

C'est à celles-ci que la plupart des auteurs ont fait jouer le plus grand rôle. Elles se résument dans le refroidissement brusque, quelle que soit la façon dont il se produit. Peu importe en effet qu'il résulte d'une rapide variation de la température extérieure, d'une répercussion sudorale, d'un bain frais non suivi de réaction, du sommeil sur la terre froide ou sur le pont d'un navire, de la longue impression de vêtements mouillés ; le seul fait à retenir est celui d'un refroidissement à la périphérie. Beaucoup de malades rattachent le premier accès à une circonstance de ce genre ; mais ne serait-il pas un peu trop absolu de conclure comme eux, en disant *post hoc, ergo propter hoc?* Il est certain que quand le système nerveux a déjà été atteint par l'hypoglobulie dans sa nutrition et son excitabilité, l'afflux sanguin aux extrémités sensitives des nerfs digestifs résultant d'un refroidissement périphérique pourrait donner lieu à une névralgie par congestion. Mais ce refroidissement n'est pas une circonstance étiologique constante ; il n'explique pas bien

l'intime relation des symptômes vérifiée par la clinique ; les accès de rechute n'en sont presque jamais
précédés ; en un mot, s'il a quelque influence sur la
gastro-entéralgie au début, il ne rend compte ni de
la durée des crises ni de leurs récidives. Son rôle
nous paraît donc borné à ce fait, qu'il peut ajouter
un trouble local dans la nutrition des extrémités
nerveuses, et en exagérer la sensibilité. Mais l'offense faite à celle-ci provient d'une autre cause qui
est seule efficace et déterminante.

C'est parmi les influences qui agissent à l'intérieur du tube digestif que nous espérons trouver la
véritable provocation. On a beaucoup accusé les
acides et les alcooliques, les fruits, les végétaux, de
déterminer les accès gastro-entéralgiques. Sans
doute ils peuvent irriter assez la muqueuse gastrique pour donner naissance au vomissement et à la
douleur gastralgique ; mais si l'organe froissé par
leur contact rejette ces matières, comment iraient-
elles s'attaquer à l'intestin ? On objectera peut-être
que l'entéralgie est sympathiquement produite, mais
l'observation prouve le contraire, car les symptômes de la névralgie intestinale se montrent les premiers, disparaissent en dernier lieu, et constituent
principalement l'accès, tandis que la gastralgie
semble être surtout un épiphénomène non constant
et appartenant à la période la plus violente des
crises.

Ainsi l'intestin est l'organe toujours frappé ; il
l'est dès le début ; il l'est jusqu'à la fin. Or les ma-

tières fécales, qui s'y sont accumulées par une constipation toujours préexistante, sont seules capables
de produire et d'entretenir une irritation suffisante
sur les branches nerveuses hyperesthésiées, pour
expliquer les phénomènes cliniques que nous obser-
vons. A notre sens, c'est cette offense du contenu
envers le contenant malade, qui donne naissance à
l'accès en provoquant des réflexes dont le résultat
est la douleur, les vomissements et la constipation
elle-même.

Par quel mécanisme de physiologie pathologique
convient-il par conséquent d'interpréter les symptômes et d'expliquer la maladie? Nous comprenons
ce mécanisme de la façon suivante:

Un homme s'est anémié dans les pays chauds soit
par l'impaludation, soit par une maladie aiguë ou
chronique, soit encore, et cette seule cause suffit,
par l'action débilitante du climat. Si des signes de
dyspepsie gastralgique ne se sont pas montrés d'une
façon éclatante, les fonctions digestives étaient au
moins devenues languissantes et capricieuses. Le
malade avait déjà reconnu la susceptibilité anormale de son estomac et de son intestin, et il était
atteint d'une constipation habituelle. Un jour, que
ce soit ou non à la suite d'un refroidissement, d'une
fatigue, d'un excès, des douleurs surviennent, qui
sont bien celles de la viscéralgie du tube digestif,
qui s'accompagnent ou non de vomissements et du
point épigastrique, mais qui ont toujours été pré-
cédées de constipation. Les matières fécales sont

devenues un corps étranger, très irritant pour la paroi intestinale hyperesthésiée. L'offense produit une excitation réflexe qui a pour point de départ les terminaisons sensitives des nerfs splanchniques, pour centre le plexus solaire, pour voie de retour les pneumogastriques et les splanchniques. Cette excitation a pour résultats : du côté du nerf vague, le vomissement, le point épigastrique, les irradiations thoraciques, cardiaques, brachiales ; du côté du sympathique, une parésie douloureuse qui tend à exagérer la constipation, et de plus par l'intermédiaire de la moelle sans doute, les irradiations lombaires, inguinales et sciatiques.

. Cette hypothèse, suggérée par les faits cliniques, ne paraît pas en désaccord avec les données physiologiques acquises au sujet de l'innervation de l'intestin. Elle explique comment la constipation est le grand phénomène symptomatique, comment la gastralgie se produit seulement au début, à la période d'intensité maxima du réflexe, et enfin comment l'expulsion des matières fécales obtenue par la disparition de ce même reflexe marque la fin de l'accès. De plus, elle nous rend compte de ce fait, qu'un accès préparé par l'anémie, est déterminé par un trouble digestif qui dépend de cet état du sang, et qui se prolonge lui-même par l'acte réflexe qu'il a provoqué.

Nous verrons tout à l'heure, en étudiant le traitement de la maladie, que l'expérience thérapeutique offre un argument de plus en faveur de cette opinion sur la nature et la pathogénie de la gastro-entéralgie grave.

ANATOMIE PATHOLOGIQUE.

Nous ne savons rien de positif au sujet des lésions qui peuvent se rencontrer dans la névralgie gastro-intestinale des pays chauds. Rarement on a eu occasion de pratiquer des autopsies, parce que le rapatriement écarte presque toujours à temps la terminaison fatale. Une fois cependant M. le médecin en chef Bérenger-Féraud a pu examiner le cadavre d'un sujet enlevé par la dysentérie à la suite d'un accès entéralgique. Malgré la difficulté de faire la part des deux maladies dans les altérations constatées, il parut bien que la névralgie n'avait pas laissé de traces, et l'on put reconnaître du moins qu'elle n'était pas de nature saturnine.

L'étude des lésions, s'il y en a, est donc à faire ; mais notre ignorance actuelle sur ce point prouve que la maladie n'a pas un pronostic sombre quand on dirige contre elle un traitement efficace.

TRAITEMENT.

Deux questions doivent être envisagées ici : la prophylaxie et la cure.

1° Prophylaxie. — Nos troupes coloniales et nos marins sont les victimes habituelles de la gastro-entéralgie grave. Si on veut les garantir de ses atteintes, il faut s'attacher à les soustraire le plus possible aux influences débilitantes de la contrée où ils vivent. Sans énumérer toutes les mesures à prendre dans ce but, signalons celles dont l'application faite sur une grande échelle doit avoir le plus d'efficacité.

S'agit-il des équipages d'une division navale ? Que leur chef règle, autant que faire se peut le choix, l'époque, la durée des relâches d'après les conditions de latitude et de saison. Que le personnel, fatigué par le séjour dans une contrée chaude, soit chargé de la prochaine mission dans les parages tempérés. Que le régime tout entier, alimentation, vêtements, travaux, etc..., sacrifie son uniformité aux indications météorologiques et aux prescriptions de l'hygiène locale.

Les bâtiments en station sur des côtes insalubres sont plus difficiles à préserver. Cependant il existe pour eux une grande ressource, qui consiste à profiter de toutes les occasions de prendre la mer. Le climat pélagien, même dans la zone intertropicale, est un remède puissant contre les influences débilitantes d'un continent surchauffé et malsain. A condition que les traversées ne soient ni trop longues ni trop pénibles, le séjour en mer rendra de l'activité aux fonctions digestives et à l'hématose, et calmera l'excitabilité morbide du système nerveux. C'est le sanitarium des équipages dans les stations navales les plus dangereuses.

Sur les navires de guerre, certaines professions qui s'exercent dans l'atmosphère sombre et confinée des étages inférieurs (caliers, mécaniciens, etc...), sont une prédisposition spéciale à l'anémie ; on doit exiger des hommes qu'elles emploient un séjour prolongé sur le pont en dehors des heures de service.

C'est par un ensemble de prescriptions de ce genre, bien connues des médecins navigants, que l'on conserve aux matelots la vigueur qui fait la résistance aux influences pathogéniques fâcheuses.

Les troupes coloniales n'ont pas, comme le marin, la ressource précieuse du déplacement. Faut-il pour cette raison chercher à les préserver par l'acclimatement forcé? Bien convaincu, comme M. J. Rochard, que le meilleur des acclimatements est un état d'anémie plus ou moins compatible avec la santé apparente, nous croyons qu'en bonne hygiène il vaut mieux l'éviter que le poursuivre. Avec le même auteur, nous dirons donc, au sujet des mesures prophylactiques à prendre contre l'anémie, qu'il faut abréger le plus possible la durée du séjour, ne renouveler les garnisons qu'après l'hivernage, éviter les expéditions et les grands travaux pendant la mauvaise saison, caserner de préférence sur les hauteurs, si l'on veut éloigner et amoindrir le danger que les climats chauds font courir à nos soldats.

On comprend, sans que nous nous y arrêtions, que des précautions analogues et plus faciles à suivre s'imposent aux Européens qui vivent dans la zone torride. Le choix de l'habitation, du régime, des habitudes, n'est pas moins nécessaire pour eux s'ils veulent tenir en respect l'hypoglobulie et ses conséquences.

2° Traitement curatif. — Il se divise en deux parties : traitement de l'accès névralgique, traitement de la maladie qui lui donne naissance.

Traitement de l'accès. — L'atroce souffrance accusée par le malade est le premier symptôme à combattre. On pourra se préoccuper ensuite d'attaquer le mal dans ses causes ou son mécanisme, mais il faut tout d'abord soulager.

Avant d'instituer un traitement complet on peut calmer la douleur par divers moyens, dont quatre nous ont paru plus efficaces. Le premier est le grand bain chaud qui procure au patient une détente très marquée. Le second a été signalé par M. Fonssagrives ; il consiste à donner du chloroforme en inhalations afin d'obtenir une sédation qui permette d'attendre avec plus de patience le moment d'efficacité des purgatifs.

Les applications froides sur l'abdomen peuvent rendre aussi la douleur plus supportable, mais la rémission qu'elles procurent n'est pas de longue durée. Enfin les vésicatoires pansés avec des sels de morphine ou d'atropine sont le remède local le plus puissant contre la colique ; l'injection hypodermique des mêmes substances permet d'attendre que la vésication se soit produite, mais son action analgésique n'est pas aussi prolongée que celle de la méthode endermique.

Cette première indication remplie, il faut attaquer plus sérieusement l'accès en lui-même, en troublant les actes de physiologie pathologique d'où il dérive. Divers médications ont été employées dans ce but, suivant l'idée qu'on se faisait du mécanisme pathogénique.

A l'époque déjà lointaine où l'on voyait l'inflammation partout, quelques-uns prescrivirent les antiphlogistiques, les émissions sanguines, les contro-stimulants. Mais on s'aperçut vite qn'il n'y avait rien à attendre d'une pareille médication, toujours tenue du reste en suspicion quand il s'agit d'une maladie des pays chauds, c'est-à-dire d'une maladie qui frappe des sujets anémiés.

D'autres médecins attribuant une grande importance à la diminution des urines constatée dans plusieurs cas, prescrivirent des diurétiques.

D'autres encore, ayant remarqué que le cours de la bile était suspendu par la voie intestinale, s'attachèrent à le rétablir en donnant du calomel.

Tous ces essais n'ont qu'un intérêt historique, car ils aboutissaient à des insuccès. Il n'est pas certain non plus qu'on se soit fait, à cette époque, une idée

exacte de la maladie; il est même probable, si l'on
en juge par la lecture des observations anciennes,
que l'on confondait souvent la colique saturnine et
la colique hépatique avec la gastro-entéralgie anémique.

Ce fut M. Fonssagrives qui institua le premier un
traitement rationnel, qui le vulgarisa et lui fit subir
le contrôle de l'expérience. Nous savons bien, puis-
qu'il l'avoua lui-même, que le savant professeur
avait rapproché à tort des cas de saturnisme et des
névralgies anémiques. Mais, de même que la doc-
trine étiologique de M. J. Rochard était vraie au
fond, la méthode de traitement proposée par
M. Fonssagrives reposait sur une exacte interpréta-
tion des faits cliniques. Les travaux de A. Lefèvre ont
enlevé à l'une et à l'autre la part d'erreur dont elles
avaient été entachées : leur valeur aujourd'hui ne
s'en trouve qu'augmentée.

S'appuyant avec raison sur le rôle prédominant
du symptôme constipation, et en même temps sur
la résistance opposée par celle-ci à tout l'arsenal
des purgatifs, M. Fonssagrives pensa qu'elle était
due à un phénomène mécanique réflexe. Il la vit
nettement produite par une réaction du sympathique
hyperesthésié, et l'idée lui vint d'attaquer cette excitabilité anormale par la belladone, dont le pouvoir
analgésique devait par surcroît combattre l'élément
douleur. Le médicament donné à doses filées jusqu'à saturation produisit le plus souvent l'effet qu'il
en attendait : la douleur était diminuée, l'élément

réflexe de la constipation cédait, et les purgatifs administrés alors recouvraient leur efficacité. Telle fut en résumé la méthode employée.

Peu nous importe que l'acte mécanique d'ordre réflexe ait été appelé alors un spasme de l'intestin, tandis que nous inclinons à y voir une parésie douloureuse : l'important, c'est qu'il dérive d'une augmentation du pouvoir réflexe des nerfs digestifs, et que le traitement de l'accès doit être dirigé contre elle.

Après avoir vu à l'œuvre cette médication, après avoir appris que ses bons résultats ont été constatés par M. Bérenger-Féraud, Chassaniol fils, et plusieurs médecins de la marine pendant les dernières années, nous croyons qu'en attendant d'autres essais heureux il faut la recommander de préférence. Le traitement dont elle est la base doit alors se formuler de la façon suivante.

Donner à partir du début de l'accès 0,01 centigramme d'extrait de belladone de quart d'heure en quart d'heure jusqu'à absorption de 10 centigrammes. Les doses sont ensuite espacées de demi-heure en demi-heure, et cela jusqu'à signes de saturation. Que si les vomissements rendent imposssible l'absorption stomacale, on prescrira de petits lavements répétés, et contenant chacun 5 centigrammes d'extrait de belladone. La douleur sera en même temps combattue par des inhalations de chloroforme, des grands bains, des injections hypodermiques de morphine. Lorsqu'au bout de quarante-huit heures environ, les vomissements auront disparu ainsi que les vives douleurs angoissantes, l'administration des purgatifs hâtera la fin de la constipation. Mais il faudra veiller à ce que celle-ci ne se reproduise pas, car la rechute serait alors imminente.

Quelques observateurs disent que l'opium est préférable à la belladone et narcotisent leurs malades à l'aide de ce médicament. Cependant il a paru le plus souvent que si l'opium agissait plus vite comme analgésique il avait plus de peine à triompher de la constipation et n'abrégeait pas autant les accès. De même il résulte de plusieurs expériences que la belladone prévien mieux les rechutes,

Loin de nous d'ailleurs la pensée d'exalter le mérite de la belladone au point d'en faire un spécifique. Il est possible que sa valeur soit surpassée par d'autres modérateurs de l'innervation, et l'avenir le dira. Mais, jusqu'ici, c'est elle qui a subi avec le plus de succès le contrôle de l'expérience.

2° TRAITEMENT GÉNÉRAL. — L'accès névralgique passé, l'anémie se montre augmentée et peut le reproduire à bref délai. Tout ce que nous avons dit de la prophylaxie retrouve son application dans le traitement curatif quand il s'agit de remplir l'indication causale.

Mais le but n'est plus seulement de prévenir les déperditions, il faut encore réparer celles qui ont été éprouvées. C'est dire que les mêmes moyens seront

mis en usage, mais en leur demandant le maximum
d'action. Si un changement de saison ou d'habitation
dans la colonie même, associé à toutes les ressour-
ces de l'hygiène et d'une thérapeutique reconsti-
tuante, permettent de supprimer l'anémie et de rétablir les fonctions digestives, on pourra s'en tenir
à ces mesures. Mais si les forces ne reviennent pas,
si les rechutes se succèdent rapidement, si le spectre
de la cachexie sans remède est sur le point d'appa-
raître, il faut recourir sans perdre une minute à la
grande ressource, le rapatriement.

OBSERVATIONS.

Il nous eut été facile de reproduire ici un bon nombre d'observations pour permettre de vérifier l'exactitude de notre description. Mais la maladie offre
un cachet si invariable, que cette précaution est
inutile. Nous nous bornons donc à choisir quatre
exemples qui suffiront à mettre en relief les rares
particularités qui peuvent se présenter dans le cours
de l'affection.

Les deux premiers recueillis à Tahiti par nous-
même sont purs de toute complication. Le quatrième indique le rôle de préparation que l'on peut
attribuer à des troubles digestifs antérieurs : il est
emprunté au *Traité des maladies des Antilles*, l'un
des derniers ouvrages d'un maître en pathologie
exotique, M. le médecin en chef Bérenger-Féraud.

Enfin le troisième est un récit détaillé fait par le patient lui-même, et ce patient est un aimable collègue, M. le D^r D'Hubert, qui nous permettra de lui adresser ici nos remercîments.

Cette dernière observation montre parfaitement l'influence du paludisme commé cause de la gastro-entéralgie anémique grave des pays chauds ; elle nous est pour cette raison particulièrement précieuse.

Observation I.

Hamon, domestique civil à bord du *Beaumanoir*, 33 ans. Constitution un peu affaiblie, tempérament lymphatique et nerveux. Antécédents pathologiques nuls.

Cet homme a exercé jusqu'à 20 ans la profession de coîffeur. Entré au régiment en 1869, il fit la dure campagne de France sans que sa santé en ressentît aucune atteinte. Sergent-major en 1873, il fut condamné pour erreur d'écritures et partit pour l'établissement pénitentiaire de Nouméa en 1874. Là sa bonne conduite lui valut toutes les diminutions de peine possibles : on le laissa en liberté sous surveillance, et il reprit son ancienne profession de perruquier. Grâcié définitivement en 1881, il désira dès lors quitter la colonie. Engagé comme domestique à bord du navire dont j'étais le médecin-major au mois de mars de cette année, il accomplit un séjour de trois mois sur le bâtiment sans avoir aucune maladie.

Au mouillage de Papeété (Tahiti), cet homme, n'ayant que peu de travail à faire à bord, usait de tous les plaisirs de la Nouvelle-Cythère, je devrais dire qu'il en abusait, et, prévenu du fait, je crus bon de l'en avertir. A partir du mois de juillet, je le vis s'anémier rapidement et j'essayai de l'arrêter sur cette pente en lui interdisant, par voie disciplinaire, les nombreuses occasions de dépenses organiques exagérées qu'il eût rencontrées dans ses promenades à terre. Tout d'abord j'obtins une légère amélioration, mais le 3 août je vis venir mon sujet à la visite avec des troubles gastriques qui m'obligèrent à le soumettre au régime de l'infirmerie.

Là je pus l'observer à loisir et suivre jour par jour la succession des phénomènes pathologiques suivants :

Le 4. Langue blanchâtre, dégoût des aliments qui provoquent après leur ingestion de légères nausées, sentiment de pesanteur à l'épigastre après le repas, tendance à la constipation. Aucun symptôme nouveau dans l'état général : rien du côté des autres appareils. Pouls 70. T. 37°,4.

Prescription : limonade à la crême de tartre. Régime léger. Avant chaque repas un paquet de rhubarbe, 0,30, avec fer réduit, 0,10.

Le 5. Même prescription et même état.

Le 6. Pas de selles depuis trente-six heures. Aucun changement notable. L'appétit ne revient pas, les forces diminuent, le malade se fatigue très vite quand il reste debout,

Prescription : huile de ricin, 40 grammes. Le soir repas léger avec fer et rhubarbe, *ut supra*.

Le 7. Il y a une petite amélioration à la suite de deux selles qu'a provoquées le purgatif.

Pr. Limonade tartarisée comme boisson. Régime à volonté. Fer et rhubarbe.

Le 8. Hamon a mangé un peu plus volontiers, hier soir ; mais il n'a pas eu de selles depuis le purgatif.

Même prescription. Le soir lavement émollient non suivi d'évacuation.

Le 9. Même état général, faiblesse et apyrexie. Léger enduit saburral sur la langue seule, sensibilité de l'épigastre et de l'abdomen autour de l'ombilic. Anorexie. Constipation persistante.

Pr. Huile de ricin, 40 gr.

Dans la journée une selle assez abondante. L'abdomen peu déveoppé semble moins sensible.

Le 10. Rien de particulier à la visite du matin ; je reviens à la prescription du début : fer et rhubarbe, qui s'adresse surtout à la dyspepsie et à l'anémie.

Le 11 au matin. Hamon est pris d'une assez vive douleur à l'épigastre après l'ingestion d'un peu de café chaud. Cette douleur persiste malgré une injection de chlorhydrate de morphine. Pas de selles depuis trente-six heures. Apyrexie complète.

Pr. Bouillon, lait, sulfate de soude 30 gr., vésicatoire morphiné à l'épigastre dans l'après-midi.

Le 11 au soir. Aucune évacuation n'a suivi le purgatif. Le malade éprouve une vive douleur dans toute l'étendue qui sépare l'ombilic de l'épigastre. Constante, sourde, peu modifiée par la pression, cette colique, comme l'appelle le patient, a des exacerbations très vives qui lui arrachent des plaintes et à la suite desquelles il se trouve défaillant. L'abdomen est sensible partout, douloureux en haut, d'aspect normal ou très légèrement développé. Des nausées ont paru depuis quelques heures et toute ingestion de liquide est suivie de vomissement. Une nouvelle injection de morphine procure un petit soulagement qui permet au malade de prendre un peu de repos.

Le 12. Je retrouve Hamon dans le même état de souffrance et d'angoisse. Les coliques ont reparu plus fortes dans la nuit, il y a eu trois vomissements bilieux peu abondants. Malgré une soif assez vive, le patient ne veut pas boire, certain de provoquer de nouvelles douleurs et des vomissements par l'ingestion de la plus petite substance. L'exploration de l'abdomen donne les mêmes résultats. Le purgatif a produit une selle insignifiante.

Foie et rate de volume normal. Le facies exprime une très vive souffrance, la voix est faible, le malade éprouve, au moment des exacerbations de la colique, des douleurs vives aux lombes, aux genoux et aux pieds : l'exploration attentive fait reconnaître que ces douleurs ont pour siège les branches du plexus lombaire. Rien cependant du côté des organes génitaux.

Depuis la veille, l'urine est très rare, jaune ambré, sans albumine. Mon attention se trouvait appelée sur la possibilité d'une intoxication saturnine j'essayai de savoir dans la journée si l'urine ne contenait pas du plomb. J'en fis évaporer dans une soucoupe et à siccité 100 grammes environ. Le résidu peu abondant fut dissous dans de l'eau distillée acidulée par l'acide azotique. La solution divisée en quatre parties, je traitai l'une de celles-ci par l'ammoniaque, la seconde par l'acide sulfurique, la troisième par le sulfate de soude, la quatrième par l'acide chlorhydrique. Ces réactifs, les seuls que j'eusse à ma disposition, ne donnèrent aucun résu a t indiquant la présence du plomb.

La bouche et ses diverses parties n'offraient absolument rien d'anormal ; nulle trace de paralysie, pas de troubles intellectuels, pas de modifications de la sensibilité en dehors de la région abdominale, si ce n'est les irradiations de la colique dont j'ai parlé.

Les grands bains sulfureux prescrits plus tard à l'hôpital ne produisirent, disons-le de suite, aucune coloration anormale de la peau.

Pr. Huile de ricin, 40 gr. Lavement au séné et sulfate de soude. Le soir, si le purgatif ne produit pas d'effet, injection de morphine entre l'épigastre et l'ombilic.

Le 12 au soir. Rémission légère de la douleur, mais pas de selles et refus obstiné de prendre un aliment quelconque. Pendan la nuit du 12 au 13, quelques moments de sommeil.

Le 13. Même état, la douleur a repris son intensité, la constipation est invincible. J'envoie Hamon à l'hôpital où les moyens de traitement et le bien-être sont plus grands qu'à bord.

Du 13 au 19. M. le Dr Jaugeon, chef du service de santé de Tahiti, ne vit se produire aucun changement dans l'état dn malade. Son diagnostic gastro-entéralgie était le même que le mien, son traitement basé aussi sur l'emploi des narcotiques et des purgatifs. Il y ajouta cependant des grands bains, qui, donnés dans l'aprèsmidi, calmaient un peu le malade et lui permettaient de prendre le soir un peu de repos. Apyrexie complète. Enfin, le 19 au soir, une selle abondante, dure, décolorée amena une grande diminution de la douleur ; celle-ci disparut même complètement dans la nuit du 19 au 20.

La convalescence marcha bien et rapidement, au début surtout; les forces revenaient très vité et les fonctions digestives se régularisaient à vue d'œil.

Le 27. M. Jaugeon me renvoya le malade, chez lequel je ne constatais plus que de l'anémie et une certaine susceptibilité gastrique.

A bord du *Beaumanoir*; l'amélioration persista jusqu'au 15 septembre. A cette date, Hamon reprit son service et aussi, comme il me l'a ensuite avoué, ses excès vénériens.

Le 20 septembre au matin, après un refroidissement pris pendant la nuit, une nouvelle crise éclata, semblable à la première et d'emblée plus violente encore au point de vue de la douleur. Celleci était continue, sans aucune rémission au dire du malade, accompagnée des même irradiations, d'une constipation opiniâtre. de vomissements. M. le Dr Chassaniol reprit le traitement, appliqué pendant le premier accès, remplaçant seulement l'opium par la belladone donnée suivant la méthode Fonssagrives. Le diagnostic qu'il porta après s'être entouré des renseignements voulus fut celui de colique sèche. Cette seconde atteinte, traitée par le nouveau chef de service de Tahiti, fut plus violente et plus courte. La constipation vaincue le 25 septembre, toute douleur disparut.

Hamon fut soumis depuis cette époque jusqu'au 12 octobre à un régime reconstituant et antidyspeptique. A la date du 12 il revint à bord du *Beaumanoir*, qui avait quitté Papeété pour aller accomplir dans la presqu'île de Tahiarapu une mission hydrographique. La convalescence et la guérison, car l'anémie elle-même disparut aux premiers jours de décembre sous l'influence d'un changement de climat et d'une vie très hygiénique, furent cette fois définitives.

Le bâtiment ne termina sa campagne qu'un an plus tard.

Hamon n'éprouva plus une seule indisposition, et nous l'avons débarqué à Cherbourg au mois d'octobre 1882, en parfaite santé.

Afin de pouvoir admettre ou rejeter l'origine saturnine de cette affection, j'ai fait une investigation des plus minutieuses, imitant et dépassant même, je crois, les recommandations si bien formulées par A. Lefebvre. En voici les résultats dans un résumé rapide et complet :

1° Hamon était un nouveau venu dans un équipage qui n'a jamais été intoxiqué.

2° Il résulte des questions multipliées que je lui ai faites au sujet de son passé, profession, habitudes, etc.., dans ce qu'elles ont de plus détaillé, que rien ne fait supposer une intoxication antérieure à son embarquement.

3° *Le Beaumanoir*, bâtiment à voiles, n'a jamais eu de cuisine distillatoire : ses caisses à eau n'ont pas de zincage intérieur. Le plomb n'entre nulle part dans les pompes, manches, charniers. L'étamage des ustensiles appartenant aux diverses cuisines et à l'hôpital a toujours été très surveillé et très bien entretenu, et je l'ai examiné par la méthode Fardos. Les divers objets servant à recevoir et conserver les aliments, en quelque point que ce fût du bâtiment, n'avaient rien de suspect. La peinture à l'intérieur du navire était employée avec une parcimonie qui ne permettait pas les accidents : elle ne fut pas renouvelée à l'époque où Hamon fut atteint de ses accidents gastro-intestinaux.

4° L'alimentation du sujet était la même que celle de l'état-major : il n'avait certainement pas mangé une seule conserve durant les deux mois qui précédèrent l'attaque. La farine, le vin, le tafia que nous fournissait le magasin des subsistances étaient les mêmes que ceux distribués à tous les militaires de la colonie. Le pharmacien de la marine qui faisait partie des commissions chargées de visiter ces denrées, les soumettait à une analyse dont j'ai apprécié moi-même la précision en voyant opérer notre collègue.

5° En résumé j'ai recherché partout le plomb, et même l'étain et le zinc qui en peuvent contenir et je n'ai rien découvert qui fût suspect dans les *circumfusa*, *ingesta*, etc..., au milieu desquels vivait notre sujet.

6° Il faut remarquer enfin que chez lui les symptômes principaux du saturnisme ont fait absolument défaut. Pas de liseré de Burton, pas de plaques ardoisées, de saveur métallique, de fétidité de l'haleine, de selles colorées en noir par le sulfure de plomb, de paralysies toxiques, de myalgies et arthropathies, etc.., et surtout que, vivant de nouveau pendant une année dans le même milieu où rien n'avait été changé, il s'est vite rétabli et n'a plus été atteint.

OBSERVATION II.

Richaud, chef de timonerie de l'aviso *le Guichen*, âgé de 32 ans. Constitution bonne. Tempérament nerveux. Anémie tropicale.

Au terme d'un embarquement de deux ans sur l'aviso de la station locale de Tahiti, cet homme passe sur *le Beaumanoir* le 12 avril 1882, pour effectuer son retour en France. Richaud se présente à la visite le jour même de son arrivée. Il me raconte qu'il a été réveillé au milieu de la nuit précédente par des coliques très fortes, bientôt suivies de vomissements et s'accompagnant d'irradiations douloureuses aux lombes et aux membres inférieurs. La douleur constante était si vive qu'il se roulait sur son lit en gémissant; elle siégeait autour de l'ombilic, et au-dessus, dans la région épigastrique, la pression ne la modifiait pas. Interrogé sur ses antécédents, le malade m'apprend que, atteint d'embarras gastrique fébrile, l'année précédente sur *le Guichen*, il a toujours conservé depuis une grande susceptibilité gastrique; ses digestions sont souvent pénibles, accompagnées de pesanteur de l'épigastre, et il y a une tendance habituelle à la constipation. Au mois de janvier 1882, c'est-à-dire il y a quatre mois, Richaud a même fait un séjour à l'hôpital de Papeété pour gastralgie. Le malade, très intelligent, dit qu'il peut résumer en ceci ce qu'il éprouva: constipation de quatre jours, violentes coliques, pas de fièvre, guérison au retour des selles. J'aurais pu, ajoute-t-il, reprendre mon service dès que la constipation fut vaincue.

J'envoyai aussitôt le sujet à l'hôpital de Papeété.

A son arrivée, on constate les symptômes suivants: courbé en avant, les mains compriment l'abdomen; il s'avance péniblement: le facies très pâle offre un reflet jaunâtre peu prononcé, les traits sont crispés, la voix est affaiblie et la parole entrecoupée par les douleurs.

Anorexie complète, bouche tout à fait saine, langue un peu chargée, nausées et vomissements fréquents, douleur avec sensation de tortillement, de pincement dans toute la partie supérieure du ventre, qui est peut-être un peu rétracté. Au moment des plus vives exacerbations, élancements dans les régions innervées par les plexus lombaire et sacré.

La vessie est vide, les urines rares, de coloration normale.

La percussion du foie et de la rate ne dévoile aucune modification dans le volume de ces organes.

Constipation datant de quarante-huit heures. P., 84; T., 37,8.

Signes négatifs dans les autres appareils.

Les 12, 13, 14, 15 avril. L'état de Richaud reste le même.

On lui prescrit des bains chauds et la belladone à doses filées : un purgatif huile de ricin donné le 14 ne provoque pas d'évacuation alvine. Pas de fièvre.

Le 16. La belladone est supprimée; on prescrit une dose de sulfate de magnésie. Dans la soirée, une selle abondante, dure, décolorée, marque la cessation de toute douleur.

Les vomissements avaient disparu dans la journée du 13.

A partir du 17, Richaud n'est plus traité que pour anémie et dyspepsie: encore cet état s'améliore-t-il à vue d'œil.

Le 26. Le convalescent revient à bord: je continue avec succès le traitement tonique et reconstituant.

14 mai. Trois jours après notre départ de Tahiti pour la France, la guérision semble obtenue. L'abaissement progressif de la température donne un coup de fouet salutaire aux fonctions du sujet: Richaud reprend son service. Malgré les fatigues d'une longue traversée, dans des climats extrêmes, il a débarqué à Cherbourg en parfaite santé au mois d'octobre 1882.

Nota. — *Renseignements complémentaires*. — 1° *Le Beaumanoir* n'a pu fournir à cet homme les éléments d'une intoxication saturnine, puisque l'attaque a précédé l'embarquement de quelques heures.

2° *Le Guichen*, au bout de deux ans de campagne n'avait pas eu de colique saturnine : de plus, Richaud exerçait à bord de ce navire à vapeur une profession qui le tenait toujours éloigné de la machine.

3° On faisait très rarement usage d'aliments conservés sur cet aviso, qui s'éloignait peu du mouillage de Papeété.

4° Le malade rattachait ses accidents à un refroidissement brusque.

5° Il n'a rien présenté, en fait de symptômes, qui fût spécial au saturnisme.

OBSERVATION III.

(Communiquée par M. le D^r D'Hubert, médecin de 2e classe de la marine.)

J'avais déjà trois ans de séjour à la Guyane dans différentes localités (îles du Salut, Kourou, Cayenne, Ilet-la-Mère) et n'avais été atteint que de l'inévitable anémie, lorsqu'en 1876, j'eus à faire plusieurs tournées d'inspection dans les placers.

Ces expéditions un peu fatigantes duraient environ six semaines ; j'en accomplis trois sans que ma santé eût à en souffrir.

La quatrième, entreprise au mois de septembre 1876, c'est-à-dire dans la saison des hautes températures et des basses pressions, était la tournée de Sinnamary-Courtibo, dont le point le plus éloigné est le placer Vitallo, situé à dix journées de canotage et quatre jours de marche dans les grands bois.

Le personnel se composait de 9 canotiers nègres, et de 4 Européens, ceux-ci représentés par l'inspecteur, un gendarme, un prêtre et moi.

Notre alimentation était la même que dans mes autres voyages.

L'approvisionnement comprenait: pain, biscuit, harengs saurs, pommes de terre, oignons, haricots, café, vin, tafia, absinthe.

Les conserves n'y entraient pour rien. Le tout était enfermé dans des récipients en bois, des bouteilles, des dames-jeannes en verre ou en terre cuite. Le fusil et le filet nous procuraient du gibier et du poisson. Enfin, nous récoltions pour les repas, des brèbes, des tomates, l'herbe à pimentade, les oranges, les citrons, les cocos et des salades de palmistes.

Résumons l'emploi du temps.

Réveillés par la cohue des singes hurleurs qui attendaient l'aurore pour nous donner leur sérénade, nous nous levions vers quatre heures du matin. Transis et mouillés par la rosée, nous nous réchauffions par un bain matinal pris à quelque rivière voisine dans une eau dont la température était de 15 à 16° centigrades. Après le déjeuner (soupe et café), nous marchions jusqu'à onze heures. Un repos était alors consacré au repas du milieu du jour, puis on reprenait la marche de deux à six heures. Enfin, le soir nous installions notre campement dans un endroit peu embroussaillé. Après le souper, nous alimentions notre feu pour la nuit, et nous nous glissions dans nos hamacs suspendus sous le dôme de feuillage des grands arbres.

S'il nous arrivait d'atteindre vers la fin du jour un placer constitué, nous y passions la nuit et parfois avec le luxe d'un lit véritable.

Jusqu'an grand Degrad, à quelques journées de Vitallo, je m'étais bien porté. Mais là, désastre sérieux, un accident nous fit perdre notre provision de vin. A partir de ce moment, je dus boire à contre-cœur, pendant les repas, l'eau froide et lourde des criques, coupée avec quelques gouttes d'absinthe ou de tafia. Mon estomac protesta bientôt contre le régime, et je tombai dans une grande lassitude.

Au placer Vitallo, je proposai une halte de quatre jours qui fut décidée. Nous nous y reposions depuis plus de soixante heures, quand brusquement je fus pris d'un violent accès de fièvre dont la transpiration critique se fit attendre plus d'un jour. L'inspecteur se trouvait aussi indisposé, et l'abbé seul tenait bon, car le gendarme, vieil impaludé, avait eu son accès qnelques jours avant moi.

A peu près rétablis, nous reprîmes le chemin de Sinnamary à l'heure dite, et nous atteignîmes ce point dix jours plus tard sans autre accident notable. Nous dûmes attendre là le bateau de Cayenne, logés à la gendarmerie et nourris de vivres frais. J'y fus surpris au milieu d'une nuit et désagréablement réveillé par ma première crise de colique sèche. Voici ce qu'elle fut.

1° Douleur presque intolérable d'emblée, dans toute la région de l'abdomen comprise entre l'ombilic et le creux épigastrique : constante, s'exaspérant par la pression, me faisant me tordre sur mon lit;

2° Rejet par vomissements de tout ce que j'essayais d'ingérer ;

3° Constipation opiniâtre;

4° Pas d'embarras gastrique, pas de céphalalgie, apyrexie complète, aucun signe de saturnisme.

J'essayai sans succès l'ipéca et le sulfate de quinine, seuls médicaments qui fussent à ma disposition. Une négresse me fit sur l'abdomen quelques applications de blancs d'œufs battus en neige, qui me procuraient un soulagemeut momentané. Enfin quelques pillules de belladone me furent adressées, mais j'en fis peu usage.

Au bout de douze jours, une garde-robe vint clore l'accès.

Cependant j'étais tombé dans un état d'anémie profonde.

Le bateau était arrivé. Je m'embarquai vers cinq heures du soir. Par malheur, obligé de passer la nuit sur le pont, j'y pris froid et tout recommença si bien que, parvenu le lendemain aux îles du Salut, je dus m'y arrêter et me faire porter à l'hôpital.

Cette seconde attaque, qui dura six jours, eut une physionomie un peu différente. La douleur n'était pas continuelle, il **y** avait surtout vers le soir des intermittences pendant lesquelles je goûtais un peu de repos. De plus, j'avais chaque jour une petite selle, dure, presque incolore, sigillée, offrant quelque analogie avec celles de la lithiase biliaire. L'opium que me prescrivit le Dr Nicomède eut enfin raison de cet état.

Mais à peine étais-je de retour à Cayenne, qu'une troisième crise absolument semblable à la première me clouait de nouveau sur un lit d'hôpital. Notre ami, le Dr Nédellec, essaya sans succès la faradisation de l'abdomen, les lavements purgatifs, le chloroforme, etc. Une selle abondante, dure, presque décolorée, vint encore d'elle-même terminer l'accès à la fin du cinquième jour.

Le soir, toute douleur avait disparu et, si je refusai de manger, ce fut dans la crainte d'interrompre le bien-être qui m'invitait au sommeil. Mais, vers minuit, on me rattrapait courant dans les cor-

ridors. Il paraît que j'étais atteint d'un accès de fièvre perni-
cieuse de forme encéphalique : ce diagnostic est celui du Dr Du-
thoya. Sur ce point, je ne sais qu'une chose, c'est que la convalescence fut longue, mais régulière, marquée seulement par une
éruption furonculeuse très abondante sur le cou, dans la barbe, et
sur les bras et les cuisses.

Le 5 avril 1877, je quittai Cayenne pour rentrer en France.
Une quarantaine nous arrêta à la Martinique et j'y fus interné au
lazaret de la Pointe-du-Bout. Quatrième attaque de colique sèche.
Le traitement par la belladone institué par le Dr Olméta, à l'insti-
gation de M. Bérenger-Féraud, me parut peu efficace, et l'opium
que je réclamais par expérience eut l'honneur de la guérison.

Enfin j'arrivai en France le 24 mai 1877. Je me trouvais au
mois de juin en convalescence dans ma famille, quand survint, je
ne sais pourquoi, une cinquième crise. Le médecin appelé près de
moi me déclara phthisique, pour cette unique raison que j'étais
tombé au poids modeste de 45 kilos... Laissant de côté sa prescription fantaisiste, je me pratiquai moi-même des injections hypodermiques de morphine à l'épigastre, et j'eus la satisfaction de
voir mon accès disparaître au bout de trois jours de la façon habituelle.

A partir de cette époque, je suivis un traitement reconstituant
et antidyspeptique; viandes saignantes, vins généreux, eau de
Vals et pepsine, injections de morphine contre quelques douleurs
passagères. La guérison a paru définitive le jour où j'ai vu se
régulariser les garde-robes : celles-ci redevenues bilieuses se
montraient peu après le repas, elles me forçaient à obéir rapidement au besoin de défécation. En même temps les fonctions digestives revenaient à l'état normal.

Je dois ajouter quelques mots pour compléter les
renseignements contenus dans ce récit.

Je n'ai jamais été atteint de maladie du foie. Ma
rate, jadis hypertrophiée, est revenue aux dimen-
sions physiologiques. Je n'ai jamais offert le moindre symptôme d'intoxication métallique.

Depuis ce triste séjour à la Guyane, j'ai vécu deux

ans sur le navire à vapeur *la Rance*, sur les côtes de la Cochinchine, du Tonkin, et de la Nouvelle-Calédonie. J'ai passé aussi 14 mois à la Guadeloupe. Pendant ces campagnes, je n'ai éprouvé aucun accident grave du côté du tube digestif.

Je crois que les conditions de climat et d'hygiène ont joué le plus grand rôle dans l'étiologie de l'affection dont j'ai été atteint en 1876. Fatigue, refroidissements, alimentation défectueuse, boisson irritante, tout cela ne suffisait-il pas pour fléchir mon organisme devant l'anémie et le paludisme? Le sympathique a été chez moi particulièrement frappé et sa lésion fonctionnelle s'est traduite par les troubles digestifs observés. Plusieurs raisons, dont l'une des meilleures est l'efficacité du seul traitement par l'opium, me font croire que l'affection était une névralgie. Quant à l'intoxication saturnine, je n'ai jamais pu y croire.

OBSERVATION IV.

(Empruntée à M. Bérenger-Féraud, Traité des maladies des Antilles.)

Bernière, âgé de 25 ans, né dans le Calvados, sergent-fourrier d'infanterie de marine, ayant été clerc d'huissier jusqu'à son appel sous les drapeaux, arrivé à la Martinique en septembre 1874. A été bien portant jusque-là, n'a pas eu de maladie grave dans son enfance.

Le 15 août 1875 il entre à l'hôpital de Fort-de-France, présentant les symptômes d'un état typhoïde léger dont il est convalescent le 30. Il est envoyé dans les hauteurs de l'île en convalescence le 1ᵉʳ octobre, assez bien remis, mais encore manifestement anémié.

Il fait son service sans être malade, mais aussi sans récupérer les attributs de la santé pendant un an, et le 22 octobre 1876 il revient à l'hôpital de Fort-de-France. Le billet d'entrée porte qu'il est souffrant depuis assez longtemps, et qu'il présente depuis huit jours les signes d'une légère atteinte de fievre bilieuse infl amma-toire qui règne épidémiquement à ce moment. Céphalalgie, cour-bature, peau chaude et sèche, pouls à 90, langue blanchâtre, enduit pultacé des gencives, soif vive, léger érythème scrotal ; pas de selles depuis deux jours.

Pr... Infusion de feuilles d'oranger, 40 grammes d'huile de ricin. Dès le lendemain il y a une amélioration sensible, le pur-gatif a produit de nombreuses selles. Le pouls tombe à 60, la température à 37, 5 d'une manière assez invariable.

La convalescence s'établit presque aussitôt, mais elle ne marche pas bien, car le 27 il y a absence de selles, tendance à la cépha-lalgie et à la chaleur de la peau. On donne 15 grammes de citrate de magnésie qui provoquent plusieurs selles. Il semble après le purgatif que l'état général soit meilleur et pendant trois ou quatre jours la convalescence paraît marcher bien.

Cependant vers le 3, il y a un sommeil moins réparateur. Un peu de bronchite qui cède à l'emploi de juleps diacodés et de pas-tilles d'ipéca.

Le 6. La bronchite ayant cessé et le malade étant très anémié, faible, avec sentiment de fatigue constant, on le met à l'usage du vin de quinquina.

Le 10. Bernière accuse des coliques sourdes et une constipation qui date de l'avant-veille. On prescrit un lavement avec 30 gram-mes de sulfate de soude : ce lavement ne produit qu'une selle peu copieuse.

Le 11. Même état, nouveau lavement au sulfate de soude ne produisant encore qu'une selle peu copieuse, mais bientôt suivie de coliques sourdes et continues, s'exacerbant de temps en temps d'une manière très pénible.

Cet état persistant, on donne le 12 un lavement avec douze gouttes de laudanum qui ne produit aucune amélioration.

Le 13. On renouvelle le lavement et le 14 on donne un bouteille d'eau de Sedlitz pour faire sortir Bernière de cet état qui, sans présenter de gravité, n'en est pas moins très pénible à cause des

coliques constantes avec sentiment de plénitude dans le ventre.
Le purgatif produit sept selles assez copieuses, mais ne fait pas
cesser la douleur du ventre. On donne le 14 au soir et le 15 au
matin deux lavements avec 12 gouttes de laudanum, sans cesser le
vin de quinquina, et une alimentation choisie dans laquelle les
substances de digestion facile et propres à donner la liberté du
ventre sont employées.

Le 16. Pas d'amélioration : il n'y a pas eu de selles depuis le
purgatif et le ventre est toujours aussi douloureux. Lavement avec
15 grammes de sulfate de soude, qui ne produit aucune évacuation
alvine.

Le 17. Le Dr Gotte, médecin traitant, me montre son malade,
que nous trouvons dans l'état suivant :

Face pâle, amaigrie, respirant un air de souffrance; conjonc-
tives pâles avec une légère teinte jaunâtre, muqueuses pâles,
gencives saines sans aucune trace de liseré ni de tuméfaction, dents
parfaitement propres.

Langue blanche, sans enduit saburral; aucun mauvais goût
dans la bouche, anorexie, estomac paresseux, abdomen modéré-
ment développé, mais n'ayant aucune tendance à la rétraction; au
contraire il est plutôt un peu proéminent, bien que le malade soit
très sensiblement amaigri. Le creux épigastrique est indolore
spontanément et à la pression, mais à partir de l'ombilic tout
l'abdomen est douloureux spontanément. Le malade accuse des
coliques sourdes dans les deux hypochondres, mais à la palpation
on voit que toute la région est douloureuse. Pouls normal, un peu
faible; pas de chaleur à la peau, rien de saillant dans les organes
respiratoires et au cœur.

Foie et rate normalement développés ; aucun phénomène morbide du côté des organes génito-urinaires; pas de rétraction des
testicules.

Le malade n'a pas uriné depuis le milieu de la nuit; on le fait
uriner et on confie le liquide excrémentitiel à M. le Dr Porte,
pharmacien de la marine, chef du service pharmaceutique de la
colonie, pour être analysé au point de vue de l'existence du
plomb.

Voici le résultat de cette analyse :

Sous-officiers : n° 24.

Cette urine offre une réaction acide au papier de tournesol;
elle est de couleur jaune ambré. 125 grammes ont été mis à éva-

porer dans une capsule en porcelaine jusqu'à siccité, puis on a chauffé au rouge. Les cendres ont été reprises par l'eau distillée et quelques gouttes d'acide azotique. La liqueur obtenue après filtration à donné les réactions des sels de chaux. Tous les réactifs des sels de plomb ont été ensuite essayés et n'ont donné que des résultats négatifs.

Fort-de-France, 18 novembre 1876.

Le chef du service pharmaceutique: Porte.

On prescrit 15 grammes d'huile de ricin. Le soir à la contre-visite on constate qu'il n'y a pas eu le moindre changement dans l'état; pas de selles par le purgatif; les coliques sont aussi persistantes et aussi pénibles. Une pilule ante cibum.

Le 18 novembre au matin, l'état est le même. Pas de selles ; abdomen douloureux à la pression et spontanément. Deuxième pilule ante cibum. Je pratique la faradisation des muscles de l'abdomen par la méthode de M. Briquet. Cette faradisation est douloureuse et ne produit sur le moment aucune cessation de la douleur intérieure. Le malade, jeune homme intelligent, nous dit: c'est une douleur extérieure ajoutée aux coliques que je ressens et rien de plus.

Le 19. L'observation dit que le sujet a dormi, sous l'influence d'un julep contenant 50 grammes de sirop diacode, de 8 heures à 11 heures, et que dès ce moment les douleurs ont recommencé: elles durent encore au moment de la visite. Pas de selles depuis quatre jours. La température est à 37, 5, le pouls à 60. On prescrit une infusion de feuilles d'oranger, un lavement avec 30 grammes de sulfate de soude et 20 grammes de séné, potion avec sirop diacode 60 grammes : le soir lavement laudanisé.

Le 20. Les coliques ont un peu diminué, mais persistent encore; elles ont duré tout le jour hier et il n'y a eu que des selles insignifiantes. Pouls 60. Température 37, 2 le matin, 37, 5 le soir. On entreprend de narcotiser le sujet. Potion avec 60 grammes de sirop diacode à répéter si besoin est et à faire administrer par la sœur de la salle.

Le 21. Coliques fortes dans la journée d'hier, diminuant, puis cessant à mesure qu'il a eu absorbé une certaine quantité de sirop diacode. Même prescription. Température 37,2. Pas de plomb dans l'urine.

Le 22. Pas de selles depuis le purgatif, qui n'avait produits qu'une évacuation intestinale insignifiante. Les coliques sont revenues ce matin. Pouls à 80. Température 37,7. Sulfate de soude et séné 25 grammes par la bouche. Continuer la potion diacodée à 60 grammes.

Le 23. Le malade a eu six selles hier après midi et les coliques ont disparu depuis. Langue belle. Pouls à 60. Température 37,4.

Le 24. Plusieurs selles encore sous l'influence d'un lavement émollient.

L'état du malade est satisfaisant les 25 et 26, mais il n'y a pas de selle. Dans la nuit du 26 au 27, une petite selle : les coliques reparaissent avec intensité.

Le 28. 20 grammes de citrate de magnésie et potion diacodée à 50 grammes. Plusieurs selles, mais les coliques persistent jusqu'au 29 au soir, moment où de nouveau la convalescence paraît s'établir.

4 décembre. La constipation paraît vouloir se reproduire, mais un lavement émollient provoque chaque jour une selle. Pas de plomb dans l'urine.

Le 6. Bernière est en pleine convalescence, il est profondément anémié, mais cependant il tend à reprendre quelques forces. On le dirige sur le camp de Balata, où il reste jusqu'en février.

L'influence de la fraîcheur des hauteurs de l'île, qui est habituellement si efficace contre l'anémie, est nulle ou à peu près pour Bernière.

Il ne reprend ni forces, ni bonne coloration, et le 10 février il est embarqué sur un paquebot qui le ramène en France.

CONCLUSIONS.

La maladie que nous venons d'étudier est une gastro-entéralgie de forme grave, symptomatique de l'anémie.

Tout en constatant sa fréquence relative dans les pays chauds, nous ne nous croyons pas fondés à lui attribuer les caractères de l'endémie et de l'épidémie.

Tout à fait différente de la maladie appelée colique sèche par les médecins de la marine d'il y a trente ans, et justement condamnée par A. Lefèvre, cette gastro-entéralgie existe réellement et personne ne le contesterait si on n'avait pas eu la fâcheuse idée de lui donner à son tour ce même nom de colique sèche.

C'est là un fait qu'il nous a paru nécessaire de démontrer, même après la brillante argumentation de M. Leroy de Méricourt à l'Académie de médecine, en 1876.

Puisse notre travail être d'une certaine utilité pour consacrer l'accord sur les faits et trancher le litige qui persiste par les mots.

INDEX BIBLIOGRAPHIQUE.

BARALLIER. — Gazette médicale de Paris, avril 1864.

BESTION. — Étude sur le Gabon, in Archives de médecine navale, 1881.

BÈRENGER-FÉRAUD. — Traité des maladies du Sénégal. Paris, 1877.

— Traité des maladies des Antilles. Paris, 1880.

BORIUS. — Maladies du Sénégal. J.-B. Baillière, Paris, 1882.

CHASSANIOL père. — Diverses notes sur le Sénégal.

CHASSANIOL fils. — De la colique sèche. Paris, 1872.

CHOMEL et BLACHE. — De la colique saturnine, in Dictionnaire de médecine.

COSTE. — Observations sur la colique sèche. Archives de médecine navale, 1866.

CRAS. — Deux notes sur le liséré saturnin, Archives de médecine navale.

— De la colique sèche. Thèse de doctorat, Paris, 1863.

DELIOUX DE SAVIGNAC. — Leçon clinique sur un cas de colique sèche à l'hôpital de Toulon. Archives de médecine navale, 1866.

DUTROULEAU. — Traité des maladies des Européens dans les pays chauds.

FALOT (A.). — Du liséré saturnin, in Archives de médecine navale, 1868.

FONSSAGRIVES. — Mémoire pour servir à l'histoire de la colique nerveuse des pays chauds. Paris, 1852.

— Histoire médicale de la campagne de l'Eldorado. Thèse de doctorat, 1855.

— De la nature et du traitement de la colique nerveuse des pays chauds. Gazette hebdomadaire, Paris, 1857.

— Traité d'hygiène navale, 1876.

GRIFFON DU BELLAY. — Hôpital la « Caravane » au Gabon. Archives de médecine navale, 1864.

LECOQ. — Considérations pratiques sur la colique nerveuse. Thèse de doctorat, Paris, 1855.

LABOULBÈNE. — Des névralgies viscérales. Thèse d'agrégation, Paris, 1860.

LEFÈVRE (A.). — Recherches sur les causes de la colique sèche dans les régions équatoriales. Paris, J.-B. Baillière, 1859.

— Nouveaux documents sur l'étiologie saturnine de la colique sèche. Archives de médecine navale, 1864.

LEROY DE MÉRICOURT. — Histoire médicale de la campagne de l'*Archimède*. Paris, 1853.

— Article Colique saturnine dans Valleix.

— Discours à l'Académie de médecine, 1876.

LETERSEC. — Observations de la colique nerveuse à bord de la corvette la *Capricieuse*. Thèse de doctorat, Montpellier, 1855.

MARTINEAU (L.). — Articles Colique et Constipation du Nouveau Dictionnaire de médecine et de chirurgie.

MAUGUEN. — De la colique végétale. Paris, 1846.

PETIT. — Considérations sur la colique sèche des pays chauds. Paris, 1855.

ROCHARD (J.). — De la non-identité de la colique de plomb et de la colique sèche. Gazette de médecine, Paris, 1856.

— Étude sur les maladies endémiques. Archives de médecine navale, 1871.

— Articles Climats et Acclimatement, in Nouveau dictionnaire.

RAOUL. — Deux rapports de fin de campagne.

SEGOND. — Essai sur la névralgie du grand sympathique. Paris 1837.

TANQUEREL DES PLANCHES. — Traité des maladies de plomb.

VILLETTE. — De l'identité de la colique sèche et de la colique plomb. Archives de médecine navale, 1866.

PARIS. — Typ. A. PARENT, A. DAVY, succ., imp. de la Faculté de médecine, 52, rue Madame et rue M.-le-Prince, 14,